ÉTUDE
SUR LES DARTRES

PAR

LE DOCTEUR LEBOUCHER

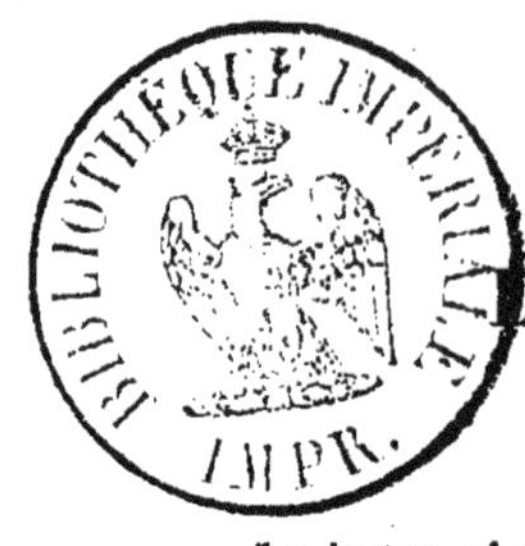

ÉTUDE SUR LES DARTRES.

La dartre, si petite qu'elle soit, n'est jamais une affection purement locale.
— Observations : eczéma, psoriasis, lichen. — Hérédité envisagée d'une
manière plus large. — L'humanité n'en est cependant pas fatalement im·
prégnée. — Elle peut en être purifiée. — Prophylaxie. — Aperçu théorique des effets de la gymnastique et des résultats qu'on en peut tirer.

Qu'est-ce qu'une dartre ? Si l'on prend cette question dans
son sens concret, il n'est pas difficile de répondre ; les défini-
tions des dermatologistes, modernes surtout, peuvent satisfaire. Mais, prenant, au contraire, la question dans son sens
absolu, qui l'a jamais définie d'une manière à contenter même
les plus vulgaires exigences ? Je regretterais de sembler trop
téméraire dans mes affirmations ; je dis ce que je vois et ne
force personne à me suivre. Il y a encore des médecins qui
croient béatement et qui soutiennent dogmatiquement que
c'est une phlegmasie particulière de la peau, et qui, dans leur
pratique, agissent en conséquence. Leur œil voit bien la
peau ; leur intelligence ne veut pas pénétrer au delà. Surtout
ne leur parlez pas de causes prochaines, de causes inhérentes à la nature même du sujet ; cela conduirait immanquablement aux idées d'efforts de l'organisme pour se débarrasser
par une crise, et, sur cette pente, on ne manquerait pas de
les mener aux idées de répercussion et à toutes les conséquences qui en découlent. Vous ne les ferez jamais passer
sous de telles fourches caudines. Ils vous marchanderont sur
ce terrain la plus petite concession, et, comme leur opinion
est à prendre ou à laisser, passons à une autre.

Puisque nous ne pouvons pas nous entendre sur l'opinion
qui veut que les dartres soient seulement des phlegmasies cutanées, essayons de nous accorder avec les anciens. Leur

vue semble avoir eu plus de portée : elle savait dépasser la
surface du derme. Ils croyaient à une altération, à une viciation spéciale des humeurs. C'est là ce qui, pour eux, consti-
tuait la cause prochaine des affections cutanées connues sous
le nom de *dartres*. Peut-être étaient-ils assez voisins de la vérité. Je reviendrai sur cette opinion, que je ne fais que con-
signer ici.

Ils pensèrent pourtant que la cause immédiate pouvait ré-
sider dans le lieu malade, dans les tissus occupés par la dartre. Ils crurent donc à une altération partielle des humeurs,
c'est-à-dire à la détérioration seulement de celles qui en-
traient dans la composition des tissus affectés de dartre. Dans
le siècle dernier, un savant de premier mérite, *Lorry*, alla
même si avant dans cette opinion, qu'il crut pouvoir diviser
ce genre d'affection en deux classes, basées sur des causes
locales ou générales, suivant qu'on pouvait croire à une altération locale des humeurs, ou suivant que celles-ci semblaient
être atteintes dans leur ensemble. Cette opinion trouve encore
ses tenants. Des hommes du premier mérite la soutiennent
avec talent. Leur autorité n'est cependant pas une raison suffisante pour que je l'admette. Cela ne peut convenir à mon
caractère, et il faut à mes convictions de médecin d'autres
motifs que l'autorité pour que je puisse croire.

« La difficulté est de discerner les cas où elles (les dartres)
sont purement locales de ceux où elles sont entretenues par
des causes plus ou moins cachées et plus ou moins générales... » (*Traité pratique des maladies spéciales de la peau*, par
C.-M. Gibert. 2e édit., p. 17.) Cette affirmation n'empêche
pas l'honorable praticien d'écrire, deux lignes plus bas : « Il
est évident, par exemple, que certains *érythèmes* des enfants
et des personnes grasses, que la *gale*, que l'*herpes labialis*
dans beaucoup de circonstances, que le *zona* lui-même, ne
constituent qu'une maladie locale et nécessitent seulement
des remèdes locaux, encore que quelques-unes de ces affections puissent se montrer comme crises ou comme épiphéno-
mènes d'un état général. » Je regrette que l'évidence ne soit
pas suffisante pour entraîner ma conviction. Par exemple,
sans revenir sur la gale, sans ajouter une ligne aux intermi-

nables discussions qu'elle a eu puissance de soulever, que penser du *zona?* Une maladie qui est quelquefois critique, qui peut récidiver, qui peut laisser après elle, pendant des semaines, des mois et même des années, des douleurs lancinantes, profondes, intolérables. Est-il dès lors si *évident* que le zona ne soit qu'une maladie locale? A part les lésions traumatiques, quelle est donc la maladie qui soit véritablement locale? Et, pour rester dans notre sujet, quelle est la dartre qu'on puisse légitimement considérer comme locale? Est-ce l'*érythème?* Est-ce l'*herpes labialis?* On est bien forcé d'admettre que l'un et l'autre sont liés à quelque dérangement viscéral, à quelque fièvre, à quelque phlegmasie. On ne l'appellera pas local dans ces cas. Mais lorsqu'il est idiopathique? Je ne comprends cette forme elle-même qu'après un *molimen* spécial dans l'organisme. Est-ce alors qu'on dira la maladie toute locale? Par cela seul qu'on ne saurait la rapporter à une viciation des humeurs, à une diathèse spéciale, peut-on être autorisé à considérer l'affection comme purement locale? Mais ce mal local n'est qu'un produit, qu'un aboutissant d'un *molimen spécial*, dont on ignore même fort souvent la cause. Ce n'est que la terminaison, que le produit du dernier effort d'une petite révolution organique réagissant contre un genre de compression interne ou externe, dont le point de départ nous reste inconnu. D'où je conclus qu'on se sert ici improprement du mot local, parce qu'on n'a vu et voulu voir que le résultat et non l'origine ; on voit la moisson, on ne tient pas compte de la semence.

C'est donc là une locution vicieuse comme tant d'autres dans le langage médical, lors même qu'on ne l'emploierait que pour exprimer celles de ces maladies cutanées qui apparaissent par suite des causes irritantes externes ; car, si elles sont le résultat d'une application médicamenteuse, il y a, outre l'irritation directe, l'absorption dont il faut tenir compte ; si c'est le fait d'une irritation non médicamenteuse, il faut bien admettre aussi dans ce cas une réaction, un soulèvement particulier des forces qui président à l'entretien de l'intégrité de notre organisme. Il n'y a donc là encore rien de vraiment local, dans l'acception grammaticale du mot. On ne peut pas raisonnablement établir une dichotomie pareille dans cette grande classe de maladies. S'il n'y a pas de division meilleure, qu'on n'en tente aucune.

Cette critique du domaine de l'allopathie m'amène nécessairement à faire une excursion sur celui de la nouvelle école, c'est-à-dire de l'homœopathie. Disons tout de suite qu'au point de vue des classifications en général on n'en saurait parler, car il n'y a rien. Ce que j'ai dit en commençant relativement à l'autorité me met fort à l'aise vis-à-vis de Hahnemann et me dispense de tout éloge obligé de disciple à maître. Sa mémoire sera plus honorée de la justice que de l'éloge. Il n'aimait pas d'ailleurs les classifications qui mettent trop souvent l'esprit de système et de parti à la place de la vérité. Le seul effort qu'il ait fait dans ce sens, et je lui en rends hautement hommage, c'est d'avoir donné une définition plus vraie que l'ancienne école des maladies aiguës et chroniques. Il a rattaché celles-ci à trois causes principales qu'il appelle miasmes et qu'il a nommées : *psore, syphilis, sycose.* Je dis, en passant, que je ne crois pas aux miasmes dans le sens qu'y attachait Hahnemann ; mais ce n'est pas ici le lieu d'en traiter.

Hahnemann rattache les dartres à la psore (1). C'est là toute sa classification. Mais ce qu'il y a de sûr, c'est qu'il n'admettait pas de dartres par cause locale ; toute affection de ce genre n'était, pour lui, qu'un des effets localisés du monstre aux mille formes, du Protée qu'il nommait psore. Il fit bien, sans doute, à son point de vue, de ne pas créer de classification ; ce ne fut peut-être pas là son grand tort. A mon sens, le voici : en admettant des miasmes dont l'humanité serait infectée, il semble admettre, pour les maladies chroniques, seulement une étiologie interne. Il semble n'avoir souci des causes inhérentes aux mœurs, aux formes sociales, aux religions, aux climatures... Pourtant il y a là une ample moisson au profit d'une étiologie générale bien entendue. Ensuite il semble qu'en adoptant ainsi l'idée de miasmes, dans le sens d'une cause qui peut donner naissance à une apparition mor-

____

(1) *Doctrine et traitement des maladies chroniques.* Deuxième édition, p. 114.

bide spontanée, ou se développant à l'improviste par le fait
de la moindre cause occasionnelle, pouvant se transmettre
par hérédité, on ait toujours trop présente à l'esprit l'idée de
germe susceptible de reproduire une individualité, plutôt que
l'idée de force capable de créer. On reste trop dans l'idée de
reproduction, et pas assez dans celle de puissance créatrice,
qui appartient à une si nombreuse série de fonctions, sauf la
permission des chimiâtres. Un type modifié est susceptible de
reproduire ses modifications.

On est si habitué à voir tous les êtres vivants se reproduire par le fait de l'évolution d'un germe, que, malgré soi,
pour ainsi dire, on transporte cette idée de germe dans le domaine pathologique. S'il y a quelque droit pour certains faits,
il ne faudrait pourtant pas, à cause d'eux, faire passer tous
les autres par la même filière. Il ne faudrait pas oublier que
l'organisme crée des produits nouveaux, auxquels une aberration de fonction peut imprimer un caractère relativement
vicieux. Les fonctions de reproduction, au lieu de donner
naissance à un produit normal, peuvent très-bien ne donner
le jour qu'à un monstre. De même, toutes les autres fonctions
plastiques et motrices peuvent parfaitement engendrer de
faux produits, exercer des mouvements anormaux. Il n'est
besoin, pour cela, de recourir ni aux miasmes ni aux virus.
Il y a tant de maladies qui peuvent se faire sans eux! Leur
existence, çà et là, n'est pas une raison suffisante pour tout
mettre sous leur dépendance. Mais la raison humaine est
ainsi faite : trouve-t-elle un fait d'une grande portée, vite
elle veut tout y rattacher, tant est grand chez elle cet admirable besoin d'unité! A côté de cela, vous la voyez souvent,
tombant dans un autre extrême, nier l'unité là précisément
où elle est le plus vraie, le plus nécessaire; j'aurai trop souvent l'occasion de le prouver, ne fût-ce qu'au point de vue de
la physiologie et de la pathologie.

De ce qui précède, je me crois suffisamment autorisé à con-
clure qu'il n'est pas nécessaire d'admettre le miasme pour
comprendre quelque chose aux maladies qu'on appelle dartres. Mais je crois, par la même raison, qu'il n'est pas possible
d'admettre une dartre purement locale. La seule différence

qui me paraisse vraie et réellement fondée, c'est celle-ci : qu'il y a deux choses à voir dans ces sortes d'efflorescences cutanées : la cause, si on peut la saisir, c'est-à-dire le *point de départ*, et le *but*, c'est-à-dire le résultat. Au point de vue de la pathologie générale, il importe moins qu'on ne croit peut-être de s'occuper de la forme au moment de l'émergence. Celle-ci ne deviendra vraiment utile que le jour où il sera possible de déterminer par là ce que j'ai nommé le point de départ, autrement l'espèce de modification organique qui entraîne fatalement, pour ainsi dire, telle forme spéciale. Notre excellent et habile collègue le docteur Nuñez a déjà essayé avec succès de faire cette détermination pour le siége de la maladie première qui cause une telle modification dans les fonctions spéciales de la peau. Pourquoi n'arriverait-on pas au même résultat heureux pour la forme? Serait-il également possible, par la forme de la maladie, à son apparition, de déterminer sûrement si cette sorte d'ébullition sera critique ou complicative? Je le crois, parce que c'est un *desideratum* sans lequel la médecine ne saurait être vraiment une science.

Mais quand cela sera-t-il? Quand les hommes vraiment sérieux, mettant de côté toute espèce de fausse considération pour ce qu'on appelle l'autorité médicale, procéderont par la méthode de l'*écart absolu;* quand ils ne se serviront des faits et des maîtres que pour jalonner leur route ou pour éclairer l'obscurité.

En attendant, je puis dire ceci : on aurait tort de me reprocher mon espèce de mécontentement de ce qui est, et ma tendance à critiquer ce que tant d'autres considèrent comme bon. Je critique, parce que j'observe, et ce que j'observe m'ordonne de dire ce que je reconnais de faux dans les appréciations jusqu'ici admises. J'observe et je critique dans la mesure de mes connaissances et de ma capacité. Personne n'est obligé de me suivre : mais je considère comme mon devoir d'essayer de me placer à un point de vue nouveau quand je reconnais une erreur de perspective.

Je blâme la méthode usitée qui consiste à envisager comme locales certaines dartres qui, pour un vitaliste, ne sauraient être ce qu'on prétend les faire. Les conséquences d'une telle méthode ne sont faites que pour induire en erreur tous ceux qui voudraient en faire sortir quelques considérations thérapeutiques.

On les a encore divisées en aiguës et en chroniques (en donnant à ces deux expressions leur valeur allopathique, bien entendu); ceci rentrerait mieux assurément dans la vérité des faits que fournit l'observation, n'était cette difficulté que les indications thérapeutiques auxquelles peut aussi donner lieu cette autre manière de grouper les dartres ne serait ni plus vraie ni plus utile. Elle ne laisse d'ailleurs dans l'esprit aucune idée saine au point de vue physiologique.

J'ai dit qu'il me semblait plus plausible d'envisager les dartres, les unes comme des crises, comme des aboutissants de certains mouvements organiques de nature pathologique; les autres comme des complications, je dirais mieux, comme des envahissements de certains états morbides plus profonds, plus invétérés, par là même plus graves. Je n'avance rien là que tout le monde n'ait pu observer comme moi. Et, en cela, les anciens avaient plus de raison que les modernes; si leur langage trahissait leur pensée, par une certaine fausseté dans l'expression, au moins avaient-ils excellemment jugé. Ils donnaient peut-être une idée fausse du jeu de l'organisme en indiquant la viciation des humeurs pour point de départ; mais le fait n'était nullement dénaturé. Citons des exemples.

Qui n'a vu de ces individus, disons mieux, de ces familles chez qui les affections de la peau sont incurables? Pourquoi? Est-ce la forme qui est incurable? Non certainement. C'est que le jeu des fonctions de l'organisme est si profondément troublé, désaccordé, comme eût dit Hahnemann, qu'il doit tout entraîner dans sa pente vicieuse, en vertu de cet axiome si profondément vrai : *Consensus unus, consentientia omnia.* Il est aussi vrai en pathologie qu'en physiologie. « A mesure que la phlegmasie augmente, le malade devient plus souffrant, toute l'économie s'ébranle et se consume (1). »

Telle forme de ce genre d'affection n'est réellement plus

(1) Daynac : Avant-propos de la deuxième édition de la *Monographie de dermatoses*, du baron Alibert.

difficilement curable que telle autre, qu'en cela seulement qu'elle est, plus que telle autre, l'expression d'un état morbide, ou plus complexe, ou prenant son origine aux sources les plus intimes, les plus radicales de la vie. Comment concevoir autrement cette extrême ténacité qui résiste aux traitements les mieux appropriés, à la science des plus habiles comme à l'impéritie des moins savants? L'homœopathie, si supérieure aux moyens de l'ancienne médecine, en face de ces terribles affections, n'a pas elle-même toujours la palme dans sa lutte avec elles; et il faut qu'elles affectent bien fatalement les éléments les plus nécessaires de la vie, pour qu'elles se transmettent si malheureusement d'une génération à l'autre.

Il y a douze ans, je fus appelé auprès d'une malade qui ne quittait pour ainsi dire plus le lit depuis six mois. Je pourrais dire que je ne trouvai chez elle aucun organe qui ne répondît à mes questions par sa douleur particulière (1); mais ce qui dominait toute la scène, c'était un éréthisme nerveux si développé, que tout mouvement lui était pénible, tout bruit douloureux, toute conversation fatigante. Elle avait été plus ou moins souffrante toute sa vie, et, un beau jour, elle s'était vu envahir les oreilles, les parties postérieures et latérales du cou, par une affection eczémateuse (*Herpès squâmeux d'Alibert*). Qu'ai-je pu faire pour cette malade soignée en vain par un médecin expérimenté de l'ancienne école? J'ai pu, en très-peu de temps, lui faire quitter le lit, la mettre en état de vivre de la vie de la famille et de la société. Les dartres augmentèrent, les forces revinrent. Ce bout de succès promettait pour l'avenir; l'ancien médecin lui-même en resta tout surpris (il suivit la malade pendant quelque temps, car c'était par son conseil qu'en désespoir de cause on avait eu recours à l'homœopathie). Hélas! cette marche ascendante vers la plénitude de la vie devait bientôt trouver sa limite! La malade, arrivée à ce degré de bien-être relatif, y reste plus ou moins depuis douze années. Il semble que, parvenue à ce point, la nature ait rencontré les colonnes d'Hercule. Quoi que

(1) Toussotement, gastralgie, affection d'un ovaire, sciatique, etc.

j'aie pu faire depuis, la malade n'a jamais franchi ce degré de mieux. Parfois elle a été plus mal, sans cependant jamais garder le lit plus de quelques jours. Les recrudescences du mal ont presque toujours semblé subordonnées à des influences morales, ou bien à des fatigues. Il est bon de noter que, sous le rapport des premières causes, la malade est très-désavantageusement partagée ; elle a été bien souvent frappée dans ses plus chères affections. Cependant il me paraît certain que cette condition n'est pas suffisante pour expliquer la ténacité du mal. J'aurai l'occasion, dans le courant de cet article, de citer un autre exemple d'incurabilité, malgré les meilleures conditions morales et hygiéniques.

Ce n'est pas tout : cette dame, dont le mari est mort phthisique, a une fille qui, à l'âge de quatre ans, a été prise de dartres du même genre que celles de la mère et occupant les mêmes points, et, de plus, elle est très-sujette aux aphthes. Il arrive parfois qu'on la remet en assez bonne santé ; puis les dartres reparaissent. D'autres fois, c'est l'estomac qui souffre, et les digestions deviennent très-mauvaises. Plusieurs fois elle a eu des attaques d'hystérie.

Ce n'est pas tout encore. Une sœur de cette dame, morte d'une perforation intestinale à la suite d'une fièvre typhoïde, avait aussi des dartres. Un frère a de temps en temps des dartres aux oreilles. Un autre frère ne présente rien de semblable ; mais il a des migraines très-violentes et, par-ci par-là, de petits symptômes d'affection cérébro-spinale. Mais le père et la mère de ceux-ci ont-ils été affectés de maladie pareille ? Non ; seulement le père, qui fut, jusqu'à l'âge de soixante-dix ans, ce qu'on appelle un bel homme et un colosse de santé, fut pris à cet âge de névralgies cérébrales atroces. L'homœopathie parvint très-difficilement à en triompher. L'année suivante, retour des mêmes accidents, peut-être plus intenses, d'un caractère et d'une ténacité tels, que j'en vins à soupçonner une cause tuberculeuse. Bientôt survint une aphonie, de l'asthme, de la toux, une expectoration sanieuse, de la matité dans toute l'étendue du poumon gauche, respiration tubaire, et, à partir de l'époque où la matité se manifesta, il n'y en eut pas pour deux mois. Le malade est mort phthisique à soixante-douze ans. Pendant longtemps, l'aphonie et la névralgie existèrent seules ; il n'y avait ni matité ni bruits particuliers du côté du poumon : il y avait seulement des intermittences du côté du cœur. Je crus devoir diagnostiquer, à cette époque, une névralgie ayant sa source dans une affection de la moelle épinière. M. le docteur Gouraud fils, consulté à la même époque, diagnostiqua aussi une névralgie. Il n'y avait encore que de la toux et de l'aphonie. Quand survint l'expectoration, ce fut le signal d'une nouvelle exploration pulmonaire ; il fut examiné à cette époque par notre habile collègue M. le docteur Perry. Je cite exprès ces deux confrères, afin de donner plus de valeur et plus d'authenticité à mon observation.

Si, maintenant, j'interrogeais la ligne collatérale de cette famille, elle me répondrait par plusieurs exemples d'ostéomalaxie, d'affection rhumatismale goutteuse et de gravelle, de cancer de l'utérus...

Je n'ai pas besoin de prouver l'hérédité ; tout le monde, ou à peu près, l'admet. L'antiquité l'admettait comme les modernes ; elle allait peut-être même, sous ce rapport, un peu trop loin. C'est ainsi qu'on trouve cette affirmation dans Aristote : « Γίνονται δὲ καὶ ἐξ ἀναπήρων ἀνάπηροι. Οἷον ἐκ χωλῶν χωλοί, καὶ τυφλῶν, τυφλοί. Καὶ ὅλως τὰ παρὰ φύσιν εἰκότες πολλάκις, καὶ σημεῖα ἔχοντες συγγενῆ, οἷον φύματα καὶ οὐλά. — De parents qui ont quelque partie du corps de moins, il naît des enfants privés de ces mêmes parties : des enfants boiteux, par exemple, de parents boiteux ; des enfants aveugles de parents aveugles. En général, les enfants naissent avec les défauts ou les signes qui se trouvent contre nature dans le corps de leurs parents, tels que des verrues et des taches. » (Aristote, *Histoire des animaux*, livre VII, chap. 6, p. 456.) Parmi les modernes, on trouve la même opinion exprimée en termes laconiques, mais plus restreinte : « *Parentibus liberi succedunt, non minùs morborum quam possessionum hæredes.* » (Fernel.)

Cette formule, déjà moins générale que celle d'Aristote, n'admet l'hérédité que pour les maladies. Cependant des observateurs dignes de toute confiance assurent que des mutilations accidentelles ont pu devenir héréditaires. Cela se conce-

vrait mieux pour des vices de conformation. Mais, depuis
lors, cette formule a encore été trouvée trop vague. « L'hérédité, pour M. le professeur Piorry, est une disposition, en
vertu de laquelle certains états physiologiques ou pathologi-
ques des parents se transmettent aux enfants par voie de génération. » (*De l'Hérédité dans les maladies*, p. 6.) Et, page 11
du même ouvrage, il dit encore : « Pour qu'il y ait hérédité..... il faut que les parents transmettent aux enfants une
disposition ou un état organique dont ils sont eux-mêmes atteints. » A son tour, M. Michel Lévy donne cette définition :
« Par hérédité, il faut entendre non la maladie elle-même que
les parents ont présentée, mais la disposition à la contracter :
c'est une tendance de l'organisme à réaliser, suivant l'opportunité de l'âge et avec le concours de causes occasionnelles,
l'affection morbide dont le principe ou la virtualité lui a été
communiquée dans l'acte même de la fécondation. » (*Traité
d'hygiène publique et privée*, prem. éd., vol Ier, p. 143.)

Ces deux définitions n'admettent l'hérédité que pour les
maladies dont les parents ont offert l'espèce. Il semble en ré-
sulter ceci : que, si un descendant n'offre pas strictement la
même espèce nominale que l'un de ses ascendants directs, ou
tout au moins l'une des formes morbides appartenant incon-
testablement à un type diathésique spécial, comme la goutte,
certains rhumatismes, la gravelle... il sera loisible de contester le fait de l'hérédité. Il suit encore de là que, malgré les
croisements de race, de couleur, de tempérament, il n'y aura
pas hérédité si la même forme de maladie, ou une forme in-
contestée d'une des diathèses admises, n'est pas exactement
reproduite par la descendance. On doit encore admettre que,
si le père et la mère sont l'un et l'autre atteints d'une diathèse différente, celles-ci devront s'anéantir réciproquement
dans le produit, ou bien l'une d'elles seulement être reproduite dans une de ses formes, ou toutes les deux se montrer
dans leur progéniture sur des individus différents ; mais, admettre une forme particulière tenant à la fois des deux causes, un produit hybride, en un mot, il n'y faut pas songer.
Ainsi, on admettra qu'un tempérament moyen peut sortir de
deux tempéraments différents ; que la couleur, que les qua-

lités morales même, peuvent porter la double empreinte des deux causes qui leur ont donné le jour ; en physiologie, on admettra toutes les variations et toutes les combinaisons ; mais, en pathologie, c'est bien différent ; les causes, les conditions, peuvent varier tant qu'elles voudront, point d'hérédité si le produit n'est identique. Voilà les conséquences où l'on arrive avec les définitions que nous avons relatées. J'ai cru qu'il était bon de combattre le principe par ses conséquences.

Cependant je dois m'empresser de dire qu'on n'ose pas formuler ces conséquences ; qu'on n'ose pas même nier positivement l'hérédité, parce que les formes sont complétement modifiées ; on a derrière soi des auteurs graves d'une opinion différente. Et puis il faut bien un peu respecter la logique.

« Il est, dit le professeur Piorry, une difficulté des plus graves dans les questions relatives à la transmission des maladies par hérédité, et sur laquelle il faut bien insister. On admet généralement que certaines affections dont les parents étaient atteints peuvent se transporter des pères aux enfants, en prenant une forme nouvelle, en se modifiant de telle sorte qu'elles offrent dans les seconds un aspect tout différent de celui qu'elles avaient chez les premiers. Baillou, Astruc, Bouvart, Lalouette, Pujol, et surtout Portal, pensent que la syphilis communiquée par voie de génération dégénère en scrofules ; et que les écrouelles des enfants sont les conséquences de la maladie vénérienne des pères, ou, du moins, que les descendants sont atteints d'une sorte de mélange de syphilis et de scrofules (1). »

Voilà certes des opinions imposantes et respectables contre lesquelles le savant professeur ne se sent pas le courage de s'inscrire en faux. Mais ce qu'il ne peut tolérer, ce sont les conséquences que Portal prétend en faire sortir. « De cette idée théorique, Portal ne manque pas de tirer des inductions pratiques, et recommande, contre les écrouelles, la réunion des mercuriaux et des amers. » Ici nous ne pouvons manquer de donner gain de cause au critique. En effet, sur quoi se fonde Portal pour déduire son traitement de sa théorie? Sur des

____

(1) *De l'hérédité dans les maladies*, p. 14.

idées préconçues, sur des aperçus faux. Je lui concède le mercure pour la syphilis, ou du moins pour une de ses faces, encore bien qu'il lui eût été impossible de dire pourquoi et comment ce médicament plutôt qu'un autre contre cette maladie. On ne le savait pas plus alors, dans l'école allopathique, qu'on ne le sait aujourd'hui, malgré le titre magnifique de médication altérante, solennellement imposé à l'action de ce médicament. Urne pompeuse chargée de transmettre à la postérité un échantillon des vanités scolastiques !

Passons, pour arriver plus vite aux amers. Mais à quoi bon élever une critique sur la puissance des amers dans le traitement des scrofules? Gorgez donc vos malades de toutes espèces d'hydrolés amers et dites-moi de bonne foi ce qui en adviendra? Est-ce que les pays où l'on ne boit que de la bière sont exempts de scrofuleux? C'est un excellent moyen de faire prendre patience au pauvre malade; mais Molière y aurait trouvé son compte, et c'est contre cette manière de voir et de faire que Bichat a dit : « .... Ensemble informe d'idées inexactes, d'observations souvent puériles, de moyens illusoires, de formules aussi bizarrement conçues que fastidieusement assemblées. (*Anatomie gén.*; *Considér. gén.*, p. 48.)

J'ai abondé dans le sens du professeur Piorry, mais, après avoir critiqué, que ferait-il et que fait-il lui-même? Hélas, il fait les mêmes choses, en s'abusant avec d'autres mots !

Après avoir critiqué Portal, l'auteur du *Traité de l'hérédité* continue ainsi : « Un praticien dont je m'honore d'être l'ami, et dont la manière de voir est pour moi une autorité, parce que ses opinions reposent toujours sur des faits bien vus, a observé que, dans certaines familles, des lésions organiques de différentes espèces, des vices de conformation congénitaux, etc., se succèdent les uns aux autres de génération en génération, de sorte qu'il y aurait ainsi une cause unique, inconnue dans son essence, et qui déterminerait des effets variés dans les différents rejetons d'une même souche. Certes on ne peut nier une semblable manière de voir ; elle repose même sur un grand nombre de faits; mais il faut avouer que ce n'est pas sur des observations semblables qu'il est surtout utile de s'appuyer pour admettre l'existence des maladies héréditaires. La transmutation de forme des maladies, sur un même individu, présente, en effet, dans son étude, des difficultés bien graves. » (*Ibid.*, p. 15.)

Les difficultés sont bien graves, en effet ; mais faut-il, pour autant, mettre de côté les faits ? Qu'on ne s'occupe que d'une des faces de la question, je le veux bien, seulement il ne faut pas rejeter les autres aux calendes du futur. Non-seulement vous ne pouvez pas nier ces transmutations, comme vous les appelez, mais vous en indiquez vous-même le lien, vous en trouverez quelque jour la formule. « *De sorte, dites-vous, qu'il y aurait ainsi une cause unique, inconnue dans son essence, et qui déterminerait des effets variés dans les différents rejetons d'une même souche.* Certes, on ne peut nier une semblable manière de voir ; elle repose même sur un grand nombre de faits. » Voilà précisément le point où il faut arriver ; voilà le levier dont il faut se servir pour arriver à soulever les difficultés de ce problème dont on signale si bien les embarras. C'est toujours en se ralliant à l'unité qu'on vient à bout de se rendre compte d'une infinité de phénomènes dont la raison d'être reste ignorée si l'on ne sait à propos se servir de ce flambeau. C'est le meilleur *criterium* dont on puisse se servir quand on le possède. — *Unité de vie physiologique ; unité de vie pathologique ; unité d'agent d'impulsion pour ces deux ordres de phénomènes ; — variété de type et de fonction, par conséquent* TEMPÉRAMENTS *divers, dans l'état physiologique ;* DIATHÈSES *diverses, dans l'état pathologique ; — variétés de forme pour chaque diathèse suivant le mode des différentes causes occasionnelles ; telle est, suivant moi, la raison des transmutations ou métamorphoses des maladies chroniques, dans l'individu, dans la famille, dans la société.* Pour avoir vu toute la question, il faut bien l'envisager sous ces trois faces. Combinez maintenant les différentes diathèses et tâchez d'en étudier les produits composés. « La transmutation de forme des maladies, sur un même individu, présente, en effet, dans son étude, des difficultés bien graves. » M. Piorry a raison. La chose n'est pas impossible cependant, et il y trouvera des succès s'il veut y appliquer sa sagacité. Mais si l'étude de ces métamorphoses est difficile dans l'individu, que sera-t-elle donc dans la famille, dans la société? Sans cela cependant point de vraie science.

Il doit sembler à mes lecteurs qu'en poursuivant, sous forme de digression, la question d'hérédité, je m'abandonne aux délices de Capoue et que j'oublie mon sujet principal. Qu'ils se rassurent. J'avais besoin de me prémunir contre les objections qu'on aurait pu me faire à propos de la relation des différentes affections d'une même famille. Je reviens à l'étude des dartres, et je vais citer un exemple d'une forme de maladie en emportant une autre. On pourra l'appeler, si l'on veut, une métamorphose dans l'individu.

Un jeune homme de vingt-six ans était sujet depuis sept ans à se voir atteint, chaque hiver, d'une broncho-pneumonie grave. La dernière fois qu'il fut atteint de cet accident, il résolut de renoncer aux sangsues, aux saignées et à tous les moyens tirés de l'arsenal allopathique. Il eut recours à l'homœopathie. Je fis de mon mieux et je l'eus bien vite débarrassé de sa maladie; mais elle ne fut jugée que par l'apparition au thorax et aux bras d'une éruption eczémateuse. (*Herpes squamosus madidans*, d'Alibert.) *Madidans* par excellence; car le pauvre patient était forcé de changer de linge plusieurs fois par jour. En moins de trois mois, cette dernière affection avait disparu, et jamais depuis il n'a revu sa broncho-pneumonie, quoiqu'il y ait, de cela, sept à huit ans.

Appelons cela métamorphose, transmutation, répercussion du dedans au dehors, peu importe; mais tirons-en les conséquences. A quoi tenait cette disposition aux affections de poitrine? La manière dont elle vit sa fin nous répond : à une diathèse herpétique, à ce que Hahnemann appelle la psore. Il n'y a, sans doute, pas de médecin qui n'eût des exemples pareils à citer. Cette forme dartreuse n'était donc pas due à une phlegmasie locale, ou bien à une altération humorale locale et dépendante d'un vice de la partie elle-même où siégeait le mal. Autre conséquence. Si la répercussion est possible du dedans au dehors, pourquoi l'inverse ne serait-il pas vrai? Aujourd'hui tous les bons esprits l'admettent, et, il y a quelques années, la *Gazette médicale* en a décrit de nombreux exemples. Je n'ai donc pas à insister.

Si j'écrivais seulement en vue des homœopathistes, je n'aurais pas besoin d'en dire là-dessus davantage ; mais il me faut expliquer encore plus, à cause des convictions ou des entêtements allopathiques. A propos du fait que je viens de citer, on me dira ceci : l'opportunité a servi l'homœopathie à point ; ce ne sont point vos globules qui ont guéri, mais bien l'apparition herpétique. Je pourrais soutenir le contraire, mais évidemment ce ne serait là qu'un jeu de va-et-vient d'affirmations et de négations sans fondement et indigne d'hommes sérieux. J'aime mieux répondre par une affirmation et par un fait. Par une affirmation : c'est qu'il résulte, pour moi et pour tous les homœopathistes qui ont une longue pratique médicale, que l'opportunité sert bien mieux notre doctrine que celle de nos antagonistes. Je réponds ensuite par un fait : c'est que le *soufre*, médicament qui fut donné au malade en question vers la fin de sa maladie de poitrine, a la propriété de produire à la peau des éruptions de diverse nature et entre autres des groupes de vésicules d'eczéma très-pruriteuses, comme je l'ai vu moi-même dans une expérimentation. Alors, répliquera-t-on, l'éruption survenue chez votre malade est due à votre médicament et non à la répercussion des effets d'une force latente ayant agi d'abord sur le poumon. J'accepte l'argument ; mais j'en tire cette con séquence : que vous acceptez la puissance d'abord et l'effi cacité ensuite de *trois globules*, représentant la *décillionèm partie d'un grain de soufre*. Nous sommes enfin d'accord sur l'efficacité des infiniment petits. Mais alors que dira M. le professeur Trousseau, qui regarderait sa conscience comme engagée s'il donnait sa voix à un candidat pour le doctorat qui croirait à l'efficacité des globules? Enfin, vous me passez la foi aux merveilleux décillionièmes, je vous passe M. Trousseau. Encore un fait cependant. Je connais un monsieur dont la position sociale n'a rien qui puisse contrarier l'hygiène, comme chez ma première malade; ce monsieur est atteint depuis plus de dix ans d'un psoriasis qui affecte toutes les parties du corps, excepté la face (*psoriasis diffusa; dartre squameuse lichénoïde d'Alibert*). Comme on le pense bien, ce monsieur, qui n'est pas tenu de compter avec ses dépenses, a fait tout ce qu'il a pu pour dégager sa peau des envahissements d'un ennemi fort difficile à combattre. Sans compter les autres conseils, il suit ceux de M. Cazenave depuis huit ans. Que n'a-t-il pas fait! Il a, entre autres, absorbé plus d'arsenic que ne fit jamais le fameux roi de Pont. Avec quel succès? On ne saurait le dire. Ce qui paraît lui avoir fait le plus de bien, c'est une pommade de goudron. Elle lui a nettoyé le corps aux trois quarts et le prurit est devenu tolérable. Mais il n'est pas guéri. C'est dans cet état qu'il vint un jour me trouver. Dès que j'eus pris connaissance de l'état passé et présent du malade, ainsi que des traitements qu'il avait subis, je lui annonçai qu'il n'était pas plus avancé que le premier jour et que je lui en donnerais la preuve. En effet, il prenait depuis quelques jours à peine une potion composée d'eau et de *trois globules de soufre à la décillionième atténuation*, que le *psoriasis* reparut comme dans ses plus beaux jours. Le malade continua l'homœopathie pendant quinze jours, après lesquels il m'écrivit ce qui suit : « Mon cher monsieur, je n'ai pas eu, malheureusement pour moi, le courage de supporter plus longtemps les douleurs inusitées auxquelles m'exposait le développement artificiel de ma maladie sous l'influence du traitement homœopathique, et j'en suis revenu tout simplement à ma vieille pommade de goudron qui, si elle ne me guérit pas radicalement, m'empêche du moins de souffrir. C'est une faiblesse, sans doute, mais qui de nous n'a pas un peu les siennes? »

Qu'eussé-je fait de ce malade atteint de l'une des affections herpétiques les plus rebelles à tous les genres de traitement, même à celui de l'homœopathie? Je ne doute pas que le succès n'eût répondu à mes efforts, pour deux raisons. La première, c'est que le malade est dans de bonnes conditions hygiéniques, et que, chez lui, aucun autre organe de la peau ne semble lésé; il est seulement sujet à une migraine assez légère. — J'ai oublié de dire que sa maladie avait commencé par un pityriasis du cuir chevelu. — Ma seconde raison, c'est que j'ai guéri ce genre d'affection sur des sujets qui offraient de moins bonnes conditions.

Qui sera tenté de croire ici à une affection toute locale? Il faudrait pour cela pouvoir prouver qu'il peut y avoir dans l'organisme une seule affection, tant soit peu grave, qui n'ait son retentissement à la peau, elle qui a des sympathies universelles, elle qui est l'écho de toutes les douleurs, l'aboutissant de tous les systèmes, le correspondant de tous les appareils, la route générale de tous les ateliers organiques ! Non, ce n'est pas possible. Aussi, depuis la *lèpre* jusqu'à l'*érythème* le plus simple, depuis la *teigne* jusqu'à l'*herpes labialis*, je crois à une cause générale. Que les éruptions de la peau soient simplement critiques, ou bien qu'elles soient toute la maladie, peu importe, la cause est générale, l'effet seulement peut être local ; il est sous la dépendance d'une affection chronique ; en n'assignant pas, bien entendu, pour caractère essentiel de celle-ci la durée, mais bien en donnant à ce mot *chronique* la valeur que lui imposait Hahnemann. Il faut mettre hors de cause les éruptions que l'auteur de l'homœopathie rattachait à un miasme aigu, c'est-à-dire à une cause dont les effets ont une durée fixe, comme la *variole*, la *scarlatine*, la *rougeole*, etc. C'est là mon opinion, et je n'ai encore rien vu, rien entendu, qui puisse m'en faire changer.

Me faut-il prouver maintenant que l'homœopathie fait mieux dans ces maladies que la médecine officielle ? Je le veux bien. Je viens de prouver tout à l'heure que dix années de ses efforts n'avaient rien pu contre un *psoriasis;* j'avais prouvé au commencement que le résultat de ses traitements systématiques avait abouti à mettre tout à fait au lit une pauvre malade que j'y trouvai depuis six mois et que l'homœopathie rendit bientôt à la vie sociale. Je vais fournir encore de nouveaux éléments au succès de notre cause.

Une pauvre femme de la campagne, âgée de trente-sept ans, d'un tempérament lymphatique, avait eu une fausse couche très-laborieuse. Elle était sujette aux pituites. Depuis sa fausse couche elle avait toujours été souffrante. Quand elle vint me trouver elle était en proie à un *eczéma* général, causant une démangeaison insupportable, surtout la nuit. La peau était recouverte de squames assez minces, se détachant en quantité au moindre frottement et laissant la peau rouge. Les membres étaient gonflés. Je n'ai fait prendre à la malade que trois doses de *clématite*, trois globules en dissolution dans l'eau, pour quinze jours chaque fois, dans l'espace de quatre mois. Elle a pris la 20e, la 25e et la 50e atténuation. Au bout de ce temps, elle ne se plaignait plus que de prurit dans les oreilles. J'en vins à bout avec une dose de *sepia* et deux doses de *sulphur*.

Le médecin qui avait donné les premiers soins à la malade, étonné du résultat, la questionna et parut désirer savoir qui l'avait soignée et ce qu'on lui avait fait. Je fis dire à cet honorable confrère que, lorsqu'il viendrait à Paris, j'étais tout à sa disposition et que je lui donnerais tous les renseignements qu'il pourrait désirer. Je n'en ai plus entendu parler depuis. Probablement il a trouvé le moyen de faire mieux que l'homœopathie ; ou bien peut-être, confiant dans les affirmations académiques, craint-il de commettre sa foi avec le charlatanisme.

Mais, dira-t-on, le succès ne sert pas toujours aussi bien l'homœopathie elle-même ? Certainement non. Et voici un autre cas où la maladie ne s'est pas montrée d'aussi bonne composition. J'en ai déjà cité un exemple en commençant qui n'a fait que s'améliorer ; celui-ci a fini par guérir.

Un vieillard de soixante-six ans, maigre et chétif, atteint, depuis quinze ans, d'un asthme catarrhal qui l'incommode surtout le matin, tousse à cette heure et expectore des matières jaunâtres. Il est blanchisseur de fil et travaille toujours malgré sa maladie. Il se plaint aussi de tiraillements, de sensation de vide à l'estomac. Depuis dix-huit mois déjà sa maladie s'était compliquée d'une éruption au dos des mains et au mollet droit. Cette éruption, sèche, fortement pruriante, se compose de boutons recouverts à leur sommet d'une croûte sanguinolente. Je ne pus distinguer d'abord la forme élémentaire ; nous y reviendrons. Gerçures à la face dorsale des doigts. Ce malade a été toute sa vie sujet aux rhumes. Tel était son état quand je le vis la première fois. J'avais bien affaire ici à un malade atteint de la psore suivant Hahnemann, de vice herpétique suivant l'ancienne école. La différence entre les deux écoles ne consiste guère ici que dans les termes ; mais elle est grande par les conséquences qu'elles en

tirent. Pour la seconde, c'est seulement un vice spécial donnant naissance à une certaine série de maladies vulgairement
connues sous le nom de *dartres*. Pour la première, c'est la
cause des sept dixièmes de nos maladies. Il y a un abîme
entre ces deux manières de voir ; il faudra bien chercher un
jour comment cet abîme pourra être franchi. C'est l'affaire
d'une bonne tête et d'un travail spécial. L'homœopathie devrait bien fournir les deux. Mais je reviens à mon malade.

Du 14 juillet au 5 octobre, je lui fis prendre trois doses de
soufre. Un, deux et jusqu'à trois globules dissous dans l'eau.
La première fois je lui donnai la 25ᵉ atténuation, la seconde
fois la 50ᵉ et la troisième fois la 2,000ᵉ. Pendant cette période,
le prurit et l'éruption subissent des alternatives de dimi-
nution et d'augmentation ; la toux et l'oppression ont beaucoup diminué. Le 5 octobre 1851, mon malade se plaignant
beaucoup plus de vacuité de l'estomac, je lui fis prendre une
potion avec deux globules de *sepia* 25ᵉ, une cuillerée tous les
matins, pendant six jours. Au bout de la huitaine, le malade
me revient beaucoup mieux sous tous les rapports. A vingt
jours de distance de la première dose de *sepia*, j'en donnai
une seconde, la 50ᵉ, à prendre de même, et, trois semaines
après, une dose de la 55ᵉ. Le malade me revient alors avec la
poitrine et l'estomac en assez bon état ; mais l'éruption et le
prurit ont beaucoup augmenté ; je pus voir alors de petits
boutons rouges, durs, pointus. Avais-je affaire à un *lichen?*
Était-ce un *prurigo?* Comme je remarquai plusieurs fois que
les croûtes, quoique sanguinolentes, étaient cependant plus
considérables qu'elles ne le sont ordinairement dans le prurigo, à cause de quelques écailles et de la gerçure de la face
dorsale des doigts, je crois à l'existence d'un *lichen simplex*.
Si l'on veut que ce soit un *prurigo*, le mérite de la cure n'en
sera que plus grand pour l'homœopathie, tant à cause de
l'âge et des conditions spéciales du sujet, qu'à cause de l'opinion de Paul d'Égine et d'Avicenne qui regardaient cette
affection comme incurable chez les vieillards.

Quoi qu'il en soit, depuis la dernière dose de *sepia* (8 octobre), jusqu'au 25 du même mois, le prurit ne fit qu'empi-
rer. Au 5 janvier suivant (1852), il y avait du mieux ; il res-

tait encore un peu de toux et de la faiblesse à l'estomac. Je continuai *saccharum*. Le 15 janvier, l'éruption avait gagné les cuisses et les bras ; le prurit était très-violent, et, comme toujours, surtout à la chaleur du lit, tellement que le malade ne pouvait plus dormir. Je revins au soufre et je donnai un globule de la 7,000e, de M. Weber, en solution dans l'eau. Le 2 février, le prurit est plus fort que jamais et le malade ne peut dormir. Je donne au malade trois globules de *mercure* 7,000e, de M. Weber. Jusqu'au 1er mars, les mains s'améliorent beaucoup ; les cuisses et les jambes sont alors les parties les plus affectées ; la toux et l'expectoration ont un peu reparu. *Soufre* 20,000e, de Weber. Amélioration du prurit et de la toux ; mais faiblesse d'estomac, mal de reins qui gêne les mouvements et se passe au lit. Le malade, habitué à rendre beaucoup de vents, n'en rend plus. J'attends jusqu'au 6 avril, le mal de reins avait disparu ; les autres symptômes restant les mêmes, je donnai *sepia* 1,600e. Le 6 mai, le prurit a cessé ; perte d'appétit, beaucoup de toux. Le 21 juin, l'éruption et le prurit ont reparu aux jambes, aux cuisses et aux doigts ; *sepia* 5,000e en potion, pendant dix jours. Depuis ce temps, le malade va bien. Passera-t-il l'hiver sans tousser ? Je n'ose l'espérer.

On a vu deux fois dans cette observation le catarrhe et l'éruption alterner de mieux et de pire. Tant que l'affection dartreuse s'est maintenue dans certaines limites, le catarrhe n'en a pas été influencé ; cette limite vient-elle à être dépassée en plus, le catarrhe s'améliore ; vient-elle à être dépassée en moins, le catarrhe reprend une certaine énergie. Il continue d'en être ainsi jusqu'à ce que la nature, c'est-à-dire l'harmonie physiologique, reprenant une marche conforme à son type, triomphe des désaccords fonctionnels, des modulations discordantes qui, dans un organisme vivant, s'appellent maladie.

Tout le monde a vu des exemples de deux maladies coexistantes, à marche irrégulière, suivant que l'une était plus ou moins influencée par l'autre. Ce nous est une preuve de plus qu'il n'y a pas une force spéciale servant à entretenir les mouvements physiologiques, et une autre force, essentiellement distincte de la première, qu'on puisse invoquer à volonté pour expliquer les phénomènes anormaux qui constituent les maladies. Les lois de leur développement sont encore les mêmes que celles qui président à la physiologie; seulement, au lieu de se développer suivant une formule normale que la science finira certainement par donner, elles se développent suivant une formule qui n'est qu'une aberration de la première. Mais, au fond, on retrouve toujours les mêmes manifestations. C'est ainsi que l'exemple qui me fournit l'occasion de ces développements n'est rien autre chose qu'un cas particulier de l'application de cette loi physiologique qu'on peut avec raison appeler *équilibre de fonctions*, loi en vertu de laquelle le plus, dans un point, détermine le moins dans un autre, suivant les différents degrés de corrélation, soit par analogie de fonction, soit par contraste. C'est une confirmation de plus en faveur de l'opinion qui considère toute maladie comme une fonction. C'est-à-dire que tout organisme étant susceptible d'un double essor, l'un dans le sens physiologique, l'autre dans le sens pathologique, ce qu'il faut bien admettre puisqu'il n'y a pas deux espèces d'organes, l'une qui serve de support à la fonction normale, l'autre à la fonction anormale, il s'ensuit qu'une maladie n'est autre chose qu'une déviation de mouvement. C'est une modalité spéciale, entraînant d'autres sensations, d'autres actes qui font des lésions au lieu de conserver les organes. Le mouvement se dichotomise, il y a lutte entre les efforts de conservation et ceux de destruction; l'unité disparaît; au lieu d'un but, il y en a deux; il faut que la santé triomphe ou qu'enfin la mort arrive.

Que l'estomac digère et chasse peu à peu, par ses contractions, la masse alimentaire dans le duodénum, ou qu'il rejette au dehors son contenu, c'est toujours le même organe qui fonctionne. Il n'y a pas un estomac pour digérer, un autre pour vomir. Seulement l'un des mouvements est normal, conforme au but de l'organisme; l'autre est anormal, discordant avec le but de la vie. Mais il n'y a qu'un seul mécanisme, qu'une seule force.

Je reviens à mon malade, afin de calmer ceux à qui les théories donnent la chair de poule, comme les pavés d'une insur-

rection : je laisse momentanément de côté cette belle moitié de
la science, pour respirer avec eux un air plus calme à l'ombre des faits. Quel sujet de réflexions pour les adversaires de
l'homœopathie qu'un fait pareil ! Un catarrhe qui résiste pendant quinze ans aux moyens allopathiques, qui finit par se
compliquer d'une dartre et réduire le pauvre patient aux
abois, cède en quelques mois à un petit nombre de médicaments administrés à doses infinitésimales. Et cependant le malade a continué son état et n'a rien changé à ses habitudes!
Et, ici, M. le professeur Trousseau, le parrain de la substitution dont Hippocrate fut le père : « *Duobus doloribus simul
abortis, non in eodem loco, vehementior obscurat alterum.* »
M. Trousseau, disais-je, aurait beau faire, la plus fine subtilité de sa dialectique ne viendrait pas à bout de trouver là un
fait de substitution entre le médicament et la maladie. Le mot
lui est propre, mais l'idée première n'est pas de lui. Elle vient
d'une fausse théorie imaginée et reniée par Hahnemann. Ce
génie, dans un moment de laisser aller, *aliquando bonus dormital Homerus*, oublia qu'on ne chasse pas la force vitale
d'un point quelconque de l'organisme sans qu'il s'ensuive
mort partielle, sphacèle. Sans cela eût-il pu penser une minute que la force du médicament remplaçait celle de l'organisme, s'y substituait, par conséquent rompait l'unité de la
vie? Il appartenait à une des illustrations de l'école allopathique de Paris d'essayer de faire revivre une idée répudiée,
pour sa fausseté, par son auteur lui-même. J'en demande
bien pardon à l'honorable professeur, mais j'affirme, malgré
lui et contre lui, qu'il n'y a substitution que là où une fonction
en remplace une autre, que là où une douleur en fait taire
une autre. C'est élémentaire, et Hippocrate lui-même n'avait
pas cru devoir aller plus loin. Je doute qu'on puisse faire plus
et voir mieux que lui sur ce point.

Que dirais-je bien maintenant sur cette observation, au
point de vue de l'hérédité? Une chose que beaucoup contesteront assurément ; parce que l'hérédité ne s'est pas manifestée, ici, avec la forme et les caractères de la maladie de l'ascendant. Mais qu'importe? puisqu'il faut, selon moi, que la
question de l'hérédité soit désormais envisagée sous un hori-

zon moins étroit pour qu'elle puisse faire un pas utile à la
science et à l'art. Ce vieillard est père d'une fille qui est âgée
aujourd'hui de trente ans. Depuis quinze ans elle souffre d'une
névralgie faciale qui occupe tantôt un côté, tantôt l'autre ;
elle a de plus assez fréquemment un gonflement du bout des
orteils, accompagné de rougeur et de douleur ; cette affection
alterne avec la névralgie ; jamais ces deux formes de maladie
n'ont lieu simultanément. Cette malade est très-peu réglée et
toujours de quinze jours ou trois semaines en retard. Voilà le
fait ; je laisse à chacun le soin d'en tirer telle conséquence
qu'il voudra. J'ajouterai seulement ceci : on a vu maintes fois
des névralgies céder à l'apparition d'une dermatose. Procé-
dant par analogie, je me borne à demander s'il serait donc si
déraisonnable de supposer une même cause produisant des
effets variés suivant les propriétés de l'organe qu'elle met en
jeu ou qu'elle révolutionne ; la possibilité dès lors, pour cette
cause, de produire des phénomènes de forme diverse, suivant les coïncidences d'accident et d'opportunité ? s'il serait
complétement erroné de croire que des ascendants dartreux
puissent produire des descendants atteints de névralgie ? Je
vais plus loin, et je dis qu'on a vu sur le même individu
coexister la dartre et la névralgie, et l'exaspération de l'une
semblant apaiser l'autre. Il ne me revient pas à l'esprit de
fait semblable, quoique j'en aie vu ; j'en vais citer d'autres qui
le valent bien. « Madame D... avait aux deux jambes une
éruption de cette espèce, *herpes squamosus madidans*, qui
rendait une grande quantité de matière ichoreuse. Toutes les
fois que cette éruption disparaissait ou diminuait d'intensité,
la malade se trouvait attaquée par des spasmes ou des essouf-
flements très-incommodes. M. Os.... avait toute la peau malade, lorsqu'il arriva de la province à Paris ; il prit les douches
de Tivoli, qui opérèrent sa guérison ; mais sa respiration fut
tout à coup embarrassée ; heureusement il fut soulagé par le
retour de l'éruption. Des faits nombreux et analogues ont été
remarqués dans nos hôpitaux. » (Alibert, *Monographie des
dermatoses*, 2e édit., p. 559.)

Pendant que je cite ces faits, il m'en revient un en mémoire
et qui m'est tout personnel. J'ai eu au cou une affection eczé-

mateuse qui m'a bien duré trois ans ; supportant mal les médicaments, j'y fis peu de chose ; cependant elle disparut. Peu après, je devins sujet à des névralgies sciatiques, surtout à gauche ; parfois aussi, mais non simultanément, je souffris de l'un ou de l'autre nerf médian. Un peu plus tard je devins sujet à des accès de suffocation la nuit, mais bien plus souvent le soir, entre six heures et demie et sept heures ; ces accès commençaient toujours par de très-nombreux éternuments. Je souffrais pendant quelques heures ; mais, si le hasard voulait que je fusse pris de douleurs sciatiques, la crise alors était bientôt terminée. L'*arsenic* m'a produit peu d'effet contre cette affection : c'est au *charbon végétal* dynamisé que je dois d'en être débarrassé. Que de choses à dire encore sur es métastases !

Enfin j'appuie ma thèse de cet autre fait bien connu ; c'est que souvent le zona débute par une véritable névralgie, des douleurs lancinantes dans le lieu qu'il doit occuper ; souvent aussi « cette affection peut laisser après elle des douleurs lancinantes profondes, parfois intolérables, qui se prolongent, dans quelques cas rares, pendant plusieurs mois, et même plusieurs années, dans la région du corps qui a été le siège de la zone. » (Gibert, *Traité prat. des mal. spéc. de la peau,* 2ᵉ édit., p. 152.) J'ai vu un cas de ce genre.

Que m'objectera-t-on pour atténuer ou détruire l'opinion que j'avance ? Que l'analogie est un instrument trompeur, qui trahit presque toujours celui qui s'en sert. A cela je réponds que l'analogie a fait, pour sa part, découvrir une assez belle somme de vérités pour avoir quelque droit à nos égards et pour mériter encore de servir nos besoins ; que le chiffre aussi est un instrument trompeur, nous en avons eu amplement la preuve dans les résultats fournis par la statistique médicale. (Voyez le *Mémoire du professeur Risueno d'Amador, sur le calcul des probabilités appliqué à la médecine.*) Mais cela ne prouve qu'une chose, c'est que tout le monde ne sait pas se servir de l'analogie et du chiffre, parce que, en fait de chiffres, il y en a qui emploient des valeurs de qualité différente pour faire un même total ; comme d'autres, en analogie, forcent les ressemblances, n'aperçoivent pas les côtés dissemblables et arrivent à comparer des espèces d'ordre tout à fait divergent. J'attends les autres objections. Les faits ont un langage ; il fallait bien les interroger et écouter leur réponse. C'est ce que j'ai essayé de faire. Car il me semble que recueillir indéfiniment des faits serait chose vaine, si on ne s'occupait pas de chercher et si on ne finissait pas par trouver la révélation dont ils renferment le sens. Ils sont l'énigme que la nature propose à notre sagacité, nous devons en être l'Œdipe.

En me proposant pour but une sorte d'étude sur les maladies connues sous le nom de dartres, je n'ai point eu la prétention de faire une œuvre importante en quelques lignes ; j'ai voulu poser de nouveau un problème déjà bien des fois débattu et, à mon sens, non encore résolu. C'était, pour moi, l'occasion de jeter, au hasard des circonstances, une lueur d'aperçu nouveau sur leur étiologie, sur l'espèce d'hérédité propre à ce genre de maladies, véritable Protée, en face duquel la science et la sagacité se sont trouvées plus d'une fois en défaut. J'ai dû, par la même occasion, mettre en relief la différence d'action qui résulte des traitements allopathiques et homœopathiques, et constater la supériorité de ces derniers, ici comme ailleurs ; signaler les divergences de doctrine et laisser pressentir les conséquences qu'on peut en tirer pour la pratique comme pour la théorie. Ma tâche ne serait cependant pas complète, si, après en avoir constaté l'hérédité possible, je ne disais quelque chose de la prophylaxie.

Je suis bien loin, assurément, de partager l'opinion de ceux qui croient que, pour qu'il y ait hérédité, il faut que la succession de celui qui l'a reçue ne s'arrête pas là ; il faut qu'elle puisse être transmise à ses descendants, et que cette funeste filiation puisse se propager de génération en génération. « Une semblable manière de voir, dit M. Piorry, ne peut guère être admise, car on ne voit pas pourquoi les maladies communiquées par hérédité ne se dissiperaient pas, chez les descendants, sous l'influence de circonstances variées. Cette idée désespérante, et qui ferait concevoir l'espèce humaine entière à tout jamais sous l'influence de germes de maladies héréditaires, ne paraît pas théoriquement fondée, et la prati-

que pourrait lui donner plus d'un démenti. » (*De l'Hérédité dans les maladies*, p. 14.)

Je suis heureux de pouvoir m'autoriser de l'opinion du
savant professeur pour protester ici contre une semblable
idée. Non, l'espèce humaine n'est pas ainsi marquée d'un in-
délébile sceau de fatalité. Non, la vérité n'est pas là ! Laissons
de telles croyances aux pessimistes et à ceux qui ne sauraient
rien comprendre à l'esprit qui règle les destinées de l'humanité sans la nécessité du mal. Pour moi, qui ose croire que
l'espèce humaine n'est encore qu'à l'aurore de sa grandeur et
de sa beauté, j'ose croire aussi qu'il lui est donné d'arriver
un jour à secouer en grande partie ce triste linceul de maladies et de misères, de laideur physique et morale, qui fait
qu'elle n'est encore, pour ainsi parler, qu'à l'état de chenille.
J'en atteste l'histoire de son passé, et la lèpre, et la variole, et
les progrès de l'hygiène publique et privée, et les hardiesses
scientifiques de notre époque, et l'audace de nos espérances,
et la supériorité de nos conceptions, et le sentiment plus in-
time, plus assuré, de notre liberté et de notre puissance. Se
pourrait-il, en effet, qu'il fût donné à l'homme de transformer
et d'embellir son règne végétal, d'améliorer et de perfection-
ner son règne animal, tandis qu'il ne pourrait rien pour lui-
même que se considérer comme un pauvre valétudinaire qui
peut disparaître d'un instant à l'autre, et qui n'a d'autre pouvoir ici-bas que d'entourer son grabat de quelques roses
avant de mourir? Non, cent mille fois non. L'homme est trop
grand, malgré sa petitesse, pour que je puisse jamais croire
à sa puissance sur les genres qui lui sont subordonnés, au
point de pouvoir créer, pour ainsi dire, de nouvelles espèces,
sans qu'il puisse rien pour lui-même ! Eh quoi ! il pourrait
faire du chien presque un être raisonnable, presque son lieu-
tenant; du cheval un serviteur qui devine sa pensée : « Les
chasseurs savent que les petits issus d'un chien bien dressé
sont eux-mêmes d'autant plus faciles à dresser qu'ils ont plus
de ressemblance physique avec leur parent. Non-seulement
l'aptitude, mais la spécialité de l'aptitude se communique par
la génération ; plus un chien couchant s'est habitué à aller à
l'eau, plus ses petits montrent de disposition naturelle à s'y

jeter. Les chevaux dont les parents ont été montés par des écuyers adroits se forment plus aisément au manége » (Fréd. Cuvier, *Annales du Muséum*, t. XI, p. 465); il pourrait tout cela, et il serait radicalement impuissant pour lui-même... Désespérante idée, fatale doctrine, s'il peut y en avoir de pareille! Mais non. Hercule était comparativement faible dans ses langes, faible encore sous la robe de Nessus ; il accomplit pourtant, entre ces deux termes, douze grands travaux. L'humanité aussi accomplira ses douze grands travaux quand elle aura secoué les langes de son enfance, qui sont la misère, l'ignorance et l'oppression ; il est vrai qu'elle aura aussi sa robe de Nessus, la vieillesse ; mais, une fois consumée, elle ira, comme le héros, prendre sa place au ciel.

On sait que les Grecs et l'antiquité furent moins que nous sujets aux dartres. « Un régime de vie généralement plus sobre, des règles hygiéniques plus sages dans la manière de vivre, rendraient peut-être raison de cette différence si elle était suffisamment constatée. » (Gilbert, *loc. cit.*, p. 5.) Au nombre des conditions hygiéniques auxquelles il fait allusion, il ne faut pas oublier de mentionner la gymnastique, dont les Grecs, qui portèrent si haut le sentiment du beau, eurent le bon esprit de faire une de leurs principales règles d'hygiène. *De la lumière et de l'exercice,* voilà certainement d'excellents moyens prophylactiques. Le jeu de nos organes, l'équilibre de nos fonctions, ont besoin d'un certain milieu pour atteindre leur but ; partout où il est fait obstacle à ce milieu, ils subissent une compression, et celle-ci est la mère de tous les vices organiques, de toutes les maladies. Ce serait facile à démontrer.

On a vu dans tout le cours de cet article, tant par des citations tirées d'auteurs considérables que par mes propres observations, combien les vices morbides et moraux, aussi bien que les qualités, sont susceptibles de se transmettre d'un individu à sa descendance. Si même les exemples ne sont pas plus fréquents et plus frappants, ce doit être attribué à la sagesse des législations comme des religions, qui se sont entendues pour prohiber les mariages entre parents trop rapprochés. Si les exemples sont plus frappants et plus faciles à

constater dans les animaux; cela tient précisément au fait
contraire. Lorsqu'on veut sauver l'espèce d'un vice, on croise
les individus de descendance diverse; au contraire, veut-on
perpétuer des qualités, on poursuit les accouplements dans
les individus les plus parfaits de la même descendance, ou
bien on choisit deux individus les plus parfaits de deux
descendances différentes. Mais, outre les impossibilités qui
se présentent ici pour l'espèce humaine, il faut encore ajouter
que les perfections de son organisme la rendent tributaire
d'une infinité de modalités diverses qui ne touchent pas l'a-
nimalité; que cette propriété ouvre autant de portes à toutes
les dégradations possibles de l'espèce quand, par malheur,
elle n'est pas placée dans son véritable milieu, comme aussi
elle peut être la source d'une immensité de perfectionnements
et de jouissance quand l'intelligence en sait tirer parti.

Dégageons donc d'abord ce grand fait : si l'animalité porte
en soi peu de chances de maux, elle a aussi peu de chances
d'échapper à ceux qui peuvent l'atteindre; c'est un pupille
dont l'homme doit être sans cesse le tuteur, car celui-ci, par
son élévation dans l'échelle de la création; par son cachet di-
vin, par son admirable, par sa merveilleuse intelligence, a
mille moyens pour échapper au mal et pour créer son bon-
heur. Qu'il cherche, et il trouvera la force de dompter la fatalité. Il peut faire que le bien prédomine tellement, que le mal
ne sera plus qu'une exception.

Et quoniam variant morbi, variabimus artes;
Mille mali species, mille salutis erunt.

(OVIDE, *Remède d'amour*, v. 525.)

Le mal une fois maître de l'individu, nous l'avons vu en-
vahissant la famille, et bientôt, si nous poursuivions nos in-
vestigations, nous le verrions, suivant la pente naturelle des
choses et la contremarche de la physiologie, enlacer la société. Il importe peu que je parle ici en général, puisque tout
ce que je dirai en ce sens peut parfaitement s'appliquer à mon
sujet. Le mal a trois sources, trois foyers d'origine; c'est
donc sur ces trois points qu'il faut l'attaquer par la thérapeu-

tique, par l'hygiène privée et publique, dans l'individu, dans la famille, dans la société. Comme ici nous ne pouvons pas choisir les types de reproduction, comme nous ne pouvons pas davantage songer à détruire les individus qui ne promettent pas à l'origine de robustes citoyens, comme jadis à Sparte, nous devons tourner la difficulté et arriver au but malgré les obstacles. Ainsi nous protégerons déjà l'avenir de l'enfant dans le sein de la mère, en donnant à celle-ci, pendant la grossesse, tous les soins que son état de santé, soigneusement étudié, pourra exiger. En cela, l'homœopathie présente encore un immense avantage sur sa rivale. Les soins qu'elle donne à la mère, loin de nuire à son fruit, ne font, au contraire, qu'assurer ses jours, en donnant à la mère plus de vigueur, par l'effacement progressif des déviations organico-fonctionnelles que son état peut offrir au médecin. *Faire la mère robuste, c'est assurer la santé de son enfant.* Mais quand celui-ci a vu le jour, tout est-il fait et faut-il s'en tenir là? Non assurément; ce serait donner à l'ennemi le temps de rallier ses débris et compromettre sa victoire, par trop de confiance ou de mollesse. Il faut poursuivre sur le nouvel être la défaite déjà commencée. Quelque étroit et quelque mal choisi que puisse sembler le nouveau champ de bataille, l'homœopathie peut encore y triompher; elle, qui ne saigne pas, qui ne purge pas, ne peut avoir à redouter de faire perdre au sujet le meilleur, le plus riche et le plus utile de ses produits, le sang, cette chair coulante, comme l'appelait Bordeu, cette source de *vie* et de *rénovation*, comme je l'appellerai; avec de la prudence, elle ne saurait l'affaiblir. Elle peut faire du nouveau-né un homme fort, robuste et, jusqu'à certain point, exempt de la plupart des infirmités de ses pères.

On ne lira pas sans intérêt et sans fruit ce qu'a écrit là-dessus notre honorable collègue M. le docteur Gastier dans un petit traité intitulé : *De la Prophylaxie en général, de son application aux maladies épidémiques et aux affections chroniques héréditaires.* Ce petit ouvrage ne saurait être trop loué et trop médité, tant à cause de l'extrême utilité de son but qu'à cause des faits observés et des efforts mis en œuvre par notre excellent confrère. Non pas assurément que je veuille dire qu'il ne laisse rien à désirer ; quel travail pourrait se flatter d'un pareil mérite ? Mais je veux dire que c'est une voie nouvelle ouverte avec courage, avec persévérance, pour sortir l'humanité des étreintes du mal. On verra, du moins, qu'il y a quelque chose à faire, en *style parlementaire*. On y puisera le courage d'observer plus attentivement et de secouer, au besoin, l'apathie paternelle trop souvent portée, par ignorance des faits et par habitude, à dire : *Ce n'est rien*. Non, ce n'est rien, en effet, pour l'apparence ; ce n'est rien, pas plus qu'un grain d'ivraie qui rapporte cent pour un et qui, un beau jour, étouffera la moisson. Ce n'est rien, pas plus que la larve d'une sauterelle qui, bientôt, en produit une nuée, s'élève à la hauteur d'un fléau et, dans quelques jours, fauche en herbe la récolte de toute une contrée. Voilà ce que sont ces lésions de la peau insignifiantes, en apparence, chez les enfants. Elles sont grosses de maux et trop souvent de larmes.

Il faut donc surveiller attentivement l'enfant dès son entrée dans la vie ; écouter avec soin le cri du moindre organe ; s'inquiéter de l'aberration de la moindre fonction ; scruter attentivement les vices de la peau ; parce que nous avons constamment autour de nous deux ennemis toujours vigilants : le vice herpétique avec tous ses masques et la syphilis avec toutes ses formes ; parce que nous ne devons pas nous contenter de le chasser d'une de ses forteresses et nous reposer ; mais le poursuivre à outrance jusqu'à ce que nous ne puissions plus en retrouver de trace, et c'est sur l'enfant que cette lutte a le plus de chance de succès.

Les organes ont, à cet âge, tant de modifications à subir, tant de développements à conquérir, par conséquent, un si grand nombre de chances de redressement s'ils sont déviés de leur type, que c'est véritablement l'âge de prédilection, le moment opportun, l'*occasio præceps*, qu'il faut s'empresser de saisir habilement pour débarrasser l'homme, souvent de tout un avenir de souffrances et d'infirmités *physiques* et *morales*, puisque ces deux faces de l'être humain sont si étroitement unies, qu'elles s'influencent constamment, puisque les **organes** sont les instruments de l'esprit, que l'un jouit de tout le bien que l'autre éprouve, comme il pâtit de toutes les contraintes qu'on lui fait subir. D'où je conclus, comme je l'ai déjà dit quelque part, qu'il faut *mettre l'homme dans le milieu le plus convenable à sa nature et à ses fins*. Ce qui veut dire, pour approprier la formule seulement à notre sujet, qu'il ne faut faire subir au corps de l'enfant aucune sorte de contrainte qui soit de nature à mettre la moindre entrave au développement de ses organes, comme on le fait encore en mainte localité, non-seulement chez les sauvages pour donner à la tête une forme de convention, mais même chez nous, par suite de funestes habitudes ou de fâcheux préjugés (1). Par conséquent, il ne faut pas davantage que ces petits êtres si fragiles soient contenus inintelligemment dans un maillot beaucoup trop serré, comme cela arrive presque toujours dans les mains si inhabiles des nourrices, malgré leur excessive prétention à tout savoir en ce genre.

Pendant tout le premier âge, c'est-à-dire jusqu'à six ou sept ans, il faut donc s'occuper de consolider la santé, et veiller à ce que tous les organes se développent en toute liberté ; avoir soin que l'enfant respire toujours un air aussi pur que possible et qu'on ne le bourre pas à tout instant d'aliments, quand souvent il en a déjà trop pris. C'est encore là un abus presque général qui repose sur cette illusion que l'enfant crie et que c'est un indice qu'il a faim, quand c'est, au contraire, presque toujours une preuve qu'il digère mal.

Vers l'âge de six ou sept ans, c'est le moment de le livrer à des exercices plus complets que ceux qui l'ont distrait jusque-là. C'est l'heure de la gymnastique sagement dirigée et intelligemment combinée. Bien entendu que je ne regarde pas comme suffisante gymnastique les exercices de corps qui accompagnent les jeux de l'enfance en plein air, comme courir et sauter. J'entends par là des exercices assez habilement combinés pour mettre en jeu le plus grand nombre de muscles possible, pour assouplir les articulations, pour donner aux mouvements plus de précision et d'étendue, au corps entier plus de grâce et d'agilité. Mais tout ceci ne correspond qu'à

(1) V. *Annales médico-psychologiques.*

la moitié du but, aux *avantages externes*, et il y en a d'autres
que j'appellerai les *avantages internes*. Ceux-ci ont pour but
la santé qui résulte d'une juste proportion entre l'acquisition
et la consommation des forces, d'un parfait équilibre entre les
mouvements de composition et de décomposition. Car il ne
viendra sans doute à la pensée de personne de me contester
ceci : *que les mouvements plastiques de l'organisme ne consis-
tent pas seulement à ajouter des atomes neufs, et les mouvements catalytiques à retirer les éléments usés.* Il est hors de
doute aujourd'hui qu'il n'existe pas un atome de matière qui
ne possède en soi, ou comme atmosphère ou autrement, une
propriété que l'on appelle force. Eh bien ! chacun des éléments de nos organes jouit d'une propriété semblable. Croit-
on que cette force une fois dépensée en mouvement ne doive
pas se régénérer ? Et, dans le cas de l'affirmative, où prend-
elle sa source ? Pour moi, je n'hésite pas à croire que l'impor-
tance des mouvements plastiques et catalytiques, c'est-à-dire
de composition et de décomposition, consiste bien moins dans
l'appropriation d'une parcelle de matière que dans l'utilité de
renouveler la force, et que le meilleur et le plus sûr moyen
de renouveler celle-ci n'est autre que de grouper de nouveaux
agrégats de matière neuve. Mais, quand l'organisme a bien
travaillé à renouveler ses puissances, à quoi lui serviront celles-ci lorsqu'il n'y aura pas d'occasion de les mettre en œuvre ? Elles serviront à créer des entraves à la santé ; elles
affaibliront, elles paralyseront quelquefois certains mouvements qui, dans l'ordre normal d'évolution, ne peuvent venir
qu'à la suite de certains autres ; elles créeront des maladies
enfin, en donnant lieu à de faux mouvements, à des révolu-
tions, à des excès de fonction, suite nécessaire d'abstentions
de fonction ; car *la vie, c'est le mouvement, et la maladie c'est
encore le mouvement.* C'est, en physiologie, comme en économie sociale : où la consommation fait défaut, la production,
l'échange et l'ordre périclitent.

Voilà pourquoi je recommande et je proclame la gymnastique. Les muscles sont faits pour le travail et non pour l'inaction. Faute d'occupations suffisantes et assez variées pour
exercer ces nombreux leviers qui ne vous ont pas été donnés

pour le repos, faites de la gymnastique. Vos muscles alors
dépenseront la force accumulée que d'autres organes travail-
leront à renouveler. Pendant que les muscles seront occupés,
d'autres organes se reposeront, et il s'établira ainsi une alternance heureuse pour l'organisme tout entier. Il n'y aura plus
alors d'excès pour certaines fonctions, plus de force accumulée à dépenser en mouvements désordonnés, partant, deux
grandes causes de maladies de moins, deux chances de durée
de plus.

Un organisme bien constitué, dont les ressorts les mieux
doués pour le mouvement et pour la production restent inac-
tifs, faute d'emploi, s'étiolant dans une indolente langueur,
souffre sans savoir pourquoi. Le repos de certains organes
nuit à d'autres qui s'épuisent en vains efforts sans arriver au
but, parce qu'ils manquent d'un concours indispensable à
l'entretien et au renouvellement de la force dont ils ont besoin
pour continuer utilement leurs fonctions.

Un pareil organisme reseemble à l'avare qui ne sait que
thésauriser. Il dessèche dans le souci d'amasser toujours, sans
dépenser jamais, et dans la crainte de se voir ravir le fruit
de ses sordides privations. Son or, qui est la force de l'industrie, pourrait, en circulant, lui procurer des jouissances et
l'enrichir davantage, tout en profitant infiniment à la quantité et à la qualité du travail ; celui-ci produisant la richesse,
qui est à la société ce que la santé est au corps. En tout il
faut l'unité si on veut le souverain bien. Partout où l'on éta-
blit une dualité dans un même organisme, qu'il s'appelle
homme ou société, là il y a antagonisme, c'est-à-dire diversité
de but, il y a conflit, il y a maladie. Il faut donc que toujours
la variété de ressorts et de fonctions, dans un même organisme, tendent sans cesse à l'unité de but ; *consensus unus,
consentientia omnia*. Or, il n'y a que deux moyens d'arriver à
l'unité de but : le *repos* ou le *mouvement ;* mais le repos, c'est
le néant !

D'ailleurs, qui dit force dit mouvement. Il ne faut donc pas
grand effort pour concevoir qu'aucune force ne peut se con-
cilier avec le repos. Conséquemment, si tel ou tel levier reste
inactif quand il devrait fonctionner, le moteur ou la force,

comme on voudra, n'en continue pas moins d'agir, et fatigue,
par son impulsion continue. des organes qui auraient besoin
de repos, parce que l'alternance est une des conditions de leur
existence; on maintient dans un état de tension trop considé-
rable des rouages à fonction continue, il est vrai, mais qui ne
doivent pas moins subir la loi de l'alternance, par la diversité des degrés de tension. De là bientôt une rupture d'équilibre. Certaines synergies s'épuisent dans des excès d'acti-
vité; certains antagonismes s'étiolent dans les langueurs de
l'inaction. Les hommes qui se livrent exclusivement aux travaux de cabinet ont généralement le système musculaire
chétif, et, s'il est parfois remarquable par le volume, si
la nature l'avait primitivement bien doué, il est incapable de
lutte et de résistance sérieuse. Renversant les termes de la
comparaison, nous verrons le même vice d'équilibre se produire, en sens contraire, chez celui dont les muscles, constamment exercés, ne laissent aucune chance de développement
aux facultés intellectuelles, faute de culture. Voyez aussi la
différence dans les facultés digestives des deux catégories
comparées. L'exercice musculaire, sans excès, appelle l'ali-
ment et fait la bonne digestion. Comparons encore les résultats
qui se produisent chez les individus voués à une seule fonction, soit manuelle, soit intellectuelle; l'organe exercé acquiert
des proportions remarquables; les autres semblent atrophiés.
Mais c'est assez d'exemples pour mon sujet; chacun y en
ajoutera facilement beaucoup d'autres.

Il est donc un fait établi, hors de doute, qu'aucune discus-
sion ne saurait désormais affaiblir, c'est que la santé des gé-
nérations à venir, aussi bien que leur beauté physique et
morale, exige qu'on fasse marcher parallèlement l'éducation
physique et l'éducation intellectuelle. Développer le corps,
c'est aussi développer le courage, c'est abonder dans le sens
de l'éducation intellectuelle, c'est corroborer son œuvre.

Les exercices du corps sont salutaires à tout âge; mais
combien seraient-ils vraiment providentiels dans tous les établissements où s'élève la jeunesse qui doit nous succéder!...
On n'aurait pas le chagrin de voir les uns se rabougrir comme
des plantes au milieu d'un sol aride et les autres grandir en

s'étiolant. Les jeunes filles pourraient sans baleines soutenir leur buste et on verrait moins de troncs frappés d'adversité. Au-dessus de tous ces avantages on obtiendrait celui, plus grand encore, de voir se perdre et s'oublier ces honteuses et funestes habitudes qui déciment l'enfance et même la jeunesse!... De quel prix ne serait pas, aux yeux des parents, des maîtres et des philanthropes, un bienfait d'un prix si inestimable!... Et que seraient, en présence d'un tel résultat, les frais d'établissements si utiles dans tous les centres d'éducation? Je sais que quelques-uns s'en sont préoccupés; mais que sont des moyens aussi incomplets qu'ils le sont généralement et de plus abandonnés à une incurie sans nom?

Ce sujet vaut bien cependant qu'on y réfléchisse et qu'on y donne quelque sérieuse attention, surtout si l'on veut bien se reporter à ce que j'ai dit de l'hérédité des maladies. Quelle condition, en effet, plus favorable à l'hérédité que les causes qui tendent à affaiblir l'organisme, à diminuer ses chances de résistance. Toute semence fructifie d'autant plus que le terrain qui doit la recevoir a été mieux approprié aux conditions de son développement. Il en est de même pour la maladie; elle vous saisit et se développe d'autant mieux qu'elle trouve un organisme plus avantageusement préparé à le recevoir, plus incapable d'opposer une résistance suffisante à ses envahissements.

Je sais bien que toutes les maladies ne sont pas une question de force ou de faiblesse musculaire; mais la plupart du moins sont le résultat d'un vice d'équilibre fonctionnel. C'est donc cet équilibre qui doit nous préoccuper, et il me semble que le meilleur moyen d'y pourvoir, c'est de mettre chaque organe en mesure de remplir sa destinée qui est le mouvement. L'inaction musculaire est tellement fâcheuse, que tous les médecins de notre temps ont eu à la déplorer. Beaucoup d'entre nous se rappellent combien le repos prolongé outre mesure, même dans les maladies qui semblent le plus devoir le commander, les maladies particulières aux femmes, était funeste à la plupart de celles qu'on y soumettait, bien plus systématiquement que d'après une véritable entente des exigences physiologiques. Tout le monde sait l'opposition faite utilement dans la pratique par deux célébrités, MM. Marjolin et Velpeau, à une autre grande célébrité chirurgicale qui n'a probablement pas peu contribué à donner le mouvement à l'industrie dans ces nombreuses formes de meubles de salon et de boudoir, destinés à servir de lit pendant le jour ; puisqu'on voyait de son temps un si grand nombre de maîtresses de maison qui n'avaient le droit de vivre que couchées. Chacun de nous connaît les résultats de cette appréciation exagérée. Encore une autre preuve de l'impérieuse nécessité d'exercer les muscles, c'est l'incessante émulation avec laquelle tant de sommités chirurgicales cherchent des appareils et des procédés de déligation qui permettent le mouvement aux malades qui ont des membres fracturés pour lesquels il fallait autrefois les condamner au supplice d'une très-longue immobilité. On sait, en effet, quel degré de débilitation survient après une trop longue inaction. Les désordres survenus dans ces cas extrêmes sautent aux yeux de tout le monde, ici tout le monde est d'accord. Mais je me demande pourquoi ce qui arrive dans ces conditions fâcheuses, d'une manière générale, n'arriverait pas aussi d'une manière spéciale pour certains muscles, pour certains appareils de mouvement? Par exemple, chez les femmes, que nos funestes habitudes de civilisation condamnent à la torture du corset. Cet étranglement de la taille est le suprême degré du beau pour les inventeurs de modes, comme pour nos vieux et jeunes incroyables ! Ils ne savent pas que la véritable beauté résulte moins d'une certaine finesse exagérée de la taille que de l'harmonie et des proportions relatives des formes. Ils ne se doutent pas que le corset fait peut-être à lui seul la moitié des bossues (1). Et combien de phthisies pulmonaires, d'hépatites, de gastralgies, d'affections utérines, etc., pourrait-on bien porter à son compte?

On pourra sans doute croire, en voyant ces détails, que je suis bien loin de mon sujet. Pourtant il est clair que, en m'occupant d'un des moyens prophylactiques d'une maladie si souvent héréditaire, je devais insister sur celui des moyens

___

(1) V. article Corset du grand *Dictionnaire des sciences médicales*. V. aussi le *Traité sur l'éducation physique des enfants*, etc., par Richard (de Nancy).

préventifs le plus facilement applicable, le plus à la portée de toutes les intelligences, et y insister d'autant plus fortement qu'il est moins recommandé par ceux qui devraient le faire valoir et plus dédaigné par ceux qui en auraient le plus besoin. J'ai donc dû mettre en relief quelques-uns des vices d'équilibre dont le redressement est presque en entier du domaine de la gymnastique. En montrant qu'il y a constamment dans l'organisme une certaine quantité de force qui doit être dépensée en mouvement normal, sous peine de l'être d'une manière nuisible, je devais signaler un des principaux moyens de consommation de cette force et montrer que par là on entretenait un équilibre certain dans les mouvements normaux qui ne laissait ni temps, ni force aux déviations de toute espèce que peut comporter notre organisme.

J'ai donc dit ce que j'ai cru qu'il était de mon devoir de dire sur un sujet qui afflige tous les membres de l'humanité. Après cela, c'est à l'hygiène publique, c'est-à-dire à la société, de faire à chacune de ses individualités la part qui lui est nécessaire pour conserver une santé si péniblement rachetée. Il y a là beaucoup à faire et des merveilles à obtenir. Malheureusement il faut commencer par convertir beaucoup de médecins eux-mêmes à la possibilité de régénérer l'espèce humaine. Ils permettent bien qu'on ait cette foi, pour leur cheval ou leur bœuf, mais ils n'en veulent pas pour eux-mêmes !

Dr LEBOUCHER.

Paris. — Imprimerie de SIMON RAÇON et Cie, rue d'Erfurth, 1.